AF404206

NOTE

SUR UN CAS DE

PNEUMONIE DOUBLE

TRAITÉE AVEC SUCCÈS PAR LA PILOCARPINE

AVEC QUELQUES

CONSIDÉRATIONS SUR L'ACTION DE CE MÉDICAMENT

PAR

HUMBERT MOLLIÈRE

Médecin des hôpitaux de Lyon,
Vice-président de la Société des Sciences médicales,
Membre de la Société nationale de médecine de Lyon,
Correspondant de l'Académie royale de médecine de Palerme.

ET

JULES FOCHIER

Interne des Hôpitaux de Lyon.

LYON

ASSOCIATION TYPOGRAPHIQUE

F. PLAN, RUE DE LA BARRE, 12

1885

NOTE

SUR UN CAS DE

PNEUMONIE DOUBLE

TRAITÉE AVEC SUCCÈS PAR LA PILOCARPINE

AVEC QUELQUES

CONSIDÉRATIONS SUR L'ACTION DE CE MÉDICAMENT

PAR

HUMBERT MOLLIÈRE

Médecin des hôpitaux de Lyon,
Vice-président de la Société des Sciences médicales,
Membre de la Société nationale de médecine de Lyon,
Correspondant de l'Académie royale de médecine de Palerme.

ET

JULES FOCHIER

Interne des Hôpitaux de Lyon.

LYON

ASSOCIATION TYPOGRAPHIQUE

F. PLAN, RUE DE LA BARRE, 12

1885

NOTE

SUR UN CAS DE

PNEUMONIE DOUBLE

TRAITÉE AVEC SUCCÈS PAR LA PILOCARPINE

AVEC QUELQUES CONSIDÉRATIONS SUR L'ACTION DE CE MÉDICAMENT

PAR MM. H. MOLLIÈRE ET J. FOCHIER

Ant. T..., 18 ans, poêlier, salle Saint-Pierre, nº 9. Entré le 11 juillet, sorti le 13 septembre 1884.

Père et mère vivants et bien portants ; une sœur morte en bas âge d'une bronchite.

Le malade a toujours joui d'une bonne santé. Il y a une quinzaine de jours, après avoir mangé des poires vertes et bu une quantité d'eau exagérée, il a été pris de diarrhée. Cette diarrhée ne l'avait pas empêché de continuer son travail ; mais, il y a trois jours, sans qu'il eût commis un nouvel écart de régime, de vives coliques ont apparu, accompagnées de fréquents besoins de défécation. Les efforts que le malade faisait pour les satisfaire étaient suivis de l'évacuation pénible et douloureuse d'une petite quantité de matières mélangées de glaires et de sang noirâtre. En même temps, le malade éprouvait de fréquentes envies d'uriner, et rendait chaque fois une petite quantité de liquide ; la miction n'était pas douloureuse. Plusieurs vomissements depuis le début des accidents dysentériques. Depuis plusieurs jours, le malade a de l'œdème du scrotum et des membres inférieurs.

Tous ces phénomènes sont allés en augmentant jusqu'à hier soir (10 juillet). Au moment de son entrée, le malade paraît extrêmement souffrant. On lui fait immédiatement une injection sous-cutanée de 1 centigramme de morphine, et on prescrit : lavement avec 15 grammes de racine d'ipéca, eau albumineuse, décoction blanche de Sydenham, potion avec 4 grammes de sous-nitrate de bismuth. L'amélioration est rapide ; le soir, à cinq heures, le malade ne souffre presque plus et n'a eu depuis le matin que deux selles peu douloureuses.

Les urines contiennent une grande quantité d'albumine.

12 juillet. Le malade va beaucoup mieux ; il ne vomit plus et a de l'appétit. On prescrit deux injections de 1 centigr. de morphine par jour pour diminuer cet appétit renaissant, dont la satisfaction pourrait amener le retour des désordres intestinaux. L'œdème du scrotum et des membres inférieurs a beaucoup augmenté et nécessite des mouchetures qui amènent une diminution de volume considérable.

17 juillet. Depuis plusieurs jours déjà, les malaises dysentériques ont disparu, mais depuis hier soir le malade souffre d'un point de côté à la partie postérieure de la base droite du thorax. Il a une dyspnée assez vive et une toux pénible accompagnée d'une expectoration rouillée ; la peau est sèche et très chaude ; la température rectale est ce matin de 40°,5. L'auscultation fait entendre de nombreux râles crépitants dans les points qui correspondent au lobe moyen du poumon droit. Le malade se souvient alors qu'excédé par la chaleur extrêmement élevée en ce moment, il a ouvert la fenêtre derrière son lit et s'est endormi le corps exposé au froid. On fait une injection de 1 centigramme de morphine au voisinage du point douloureux et on applique à la base droite cinq ventouses scarifiées. On prescrit en outre 30 grammes de rhum.

17 juillet (5 heures du soir). Le malade a eu depuis ce matin plusieurs selles liquides de couleur verdâtre. La dyspnée est toujours vive ; les signes d'auscultation sont les mêmes que ce matin ; à la percussion, matité dans la zone correspondante au lobe moyen du poumon droit. La langue est sèche, grisâtre et fendillée. On prescrit une potion avec

4 grammes de sous-nitrate de bismuth et 10 gouttes de laudanum de Sydenham. Les urines contiennent toujours une énorme quantité d'albumine.

18 juillet. Le malade a passé une mauvaise nuit. Il a eu plusieurs selles dysentériques. Il est très oppressé et a un nouveau point de côté au-dessus du mamelon droit. L'auscultation fait entendre des râles sous-crépitants nombreux et du souffle tubaire dans la moitié inférieure des deux poumons, et même presque jusqu'en haut du côté droit. A la percussion, matité dans la même zone. Le malade ne respire plus guère qu'avec la moitié supérieure du poumon gauche. Le pouls est petit, à 26 au quart ; cependant l'impulsion cardiaque est très forte. Il y a de la récurrence palmaire. 48 respirations par minute. On applique des ventouses scarifiées sur le côté gauche et on augmente la dose d'alcool. On prescrit pour le soir une injection avec 1 centigramme de pilocarpine. L'état du malade paraît désespéré.

19 juillet. L'injection de pilocarpine a très notablement soulagé le malade. Quatre heures environ après l'injection, le chiffre des respirations était tombé à 24. Ce matin, il est remonté à 36. Le malade se plaint toujours de son point de côté. A l'auscultation, le souffle a diminué d'intensité ; les râles sous-crépitants sont assez nombreux des deux côtés. La matité persiste. Le pouls est à 25 au quart. On pratique une nouvelle injection de 1 centigramme de pilocarpine.

20 juillet. Le malade souffre toujours de son point de côté. La dyspnée a un peu diminué. On fait une injection de 1 centigramme de pilocarpine, suivie comme les précédentes de salivation et de sueurs profuses, puis d'une amélioration très notable, surtout au point de vue de la dyspnée. Les signes stéthoscopiques ne se sont pas sensiblement modifiés depuis hier.

21 juillet. Le pouls, qui était à 25 au quart ces jours derniers, tombe à 15 au quart ; il est assez fort. Dyspnée médiocre. Persistance des mêmes signes stéthoscopiques.

22 juillet. Dyspnée très vive ce matin. L'auscultation ne

fait percevoir aucun changement dans les signes déjà notés. Nouvelle injection de 1 centigramme de pilocarpine.

23 juillet. Amélioration très marquée. La dyspnée a disparu. Le pouls, assez fort, est à 13 au quart. A l'auscultation, on ne trouve plus de râles du côté gauche; à droite, râles sous-crépitants assez nombreux dans la moitié inférieure. La matité a presque entièrement disparu, sauf à la base droite où elle persiste, mais peu prononcée. Les selles liquides fréquentes persistent toujours; on prescrit un lavement avec 15 grammes de racine d'ipéca. L'œdème des membres inférieurs, et surtout celui de la verge et du scrotum, ayant beaucoup augmenté ces jours derniers, on pratique quelques mouchetures.

24 juillet. Pouls à 11 au quart. Le malade n'a pu garder le lavement d'ipéca. Il est en proie ce matin à un ténesme vésical et rectal extrêmement pénible. Il a une sensation de froid assez vive, et sa température rectale n'est que de 36°,6. On lui injecte 1 gramme d'éther qui le réchauffe un peu : toutefois, la température ne monte que d'un dixième de degré. On prescrit un suppositoire avec 5 centigrammes d'extrait thébaïque. Les râles vont toujours en diminuant d'abondance. A cinq heures du soir, le malade n'a pas eu de nouvelles envies d'aller à la selle depuis le matin. Le ténesme vésical persistant toutefois, et s'accompagnant de rétention d'urine, on essaie le cathétérisme qui est rendu impossible par l'état de spasme du canal. Dans le but de diminuer cet état spasmodique, on fait une injection de 1 centigramme de morphine et d'un quart de milligramme d'atropine. Le ténesme ne tarde pas en effet à disparaître, et vers huit heures du soir le malade urine abondamment.

25 juillet. Pas de nouvelles selles. Pouls à 15 au quart. 11 respirations par minute. A l'auscultation des poumons, rien d'anormal dans le poumon gauche; à droite, râles sous-crépitants médiocrement abondants, disséminés dans la moitié inférieure. Les urines contiennent toujours une grande quantité d'albumine. On prescrit un nouveau suppositoire

opiacé. L'œdème a considérablement diminué et n'occupe plus que les pieds et les jambes.

26 juillet. Le malade a eu hier deux selles liquides dans l'après-midi. On lui a injecté 1 centigramme de morphine, et il n'y a pas eu de nouvelles selles dans la nuit. Le pouls est à 40 : on prescrit du café. Presque plus de râles à l'auscultation. Plus de matité appréciable. L'albumine des urines, toujours considérable, a très notablement diminué.

27 juillet. Plus de selles réellement dysentériques. Pouls à 44. État général assez bon. Œdème diminué. La quantité d'albumine contenue dans l'urine a encore diminué depuis hier. Plus de râles à l'auscultation.

28 juillet. Hier, le malade, malgré la défense qui lui en a été faite, a mangé un gâteau. Peu après, il a ressenti une grande pesanteur épigastrique, et un état d'angoisse qui a persisté durant plusieurs heures. Céphalalgie assez vive pendant la nuit ; pas de vomissements ; pas de selles dysentériques. Le pouls étant à 40 hier soir à cinq heures, on a prescrit une potion avec 10 centigrammes de caféine. Ce matin, le pouls est meilleur, régulier, à 15 au quart. L'auscultation des poumons ne fait plus rien entendre d'anormal. A cinq heures du soir, le pouls est retombé à 11 au quart.

29 juillet. Le matin, pouls à 13 au quart ; à 16 le soir. Les urines ne contiennent plus qu'une petite quantité d'albumine. Toutefois la verge est de nouveau assez profondément œdématiée, et l'on est obligé de pratiquer quelques mouchetures sur le bourrelet préputial.

30 juillet. Pouls à 13 au quart le matin. La face, qui était jusque-là un peu bouffie, reprend son aspect normal. L'auscultation pulmonaire fait entendre une respiration soufflante au sommet gauche, qui était la partie la plus active au point de vue de la fonction physiologique durant la pneumonie ; ce souffle ne s'accompagne d'aucun symptôme morbide. L'albumine des urines a encore diminué.

31 juillet. L'état général est excellent. On permet au malade de manger une petite quantité de viande. Les urines ne contiennent plus qu'une très minime quantité d'albu-

mine. L'œdème des pieds persiste toutefois à un certain degré, ainsi que celui du scrotum.

2 août. Le malade souffre vivement des dents depuis un jour ou deux. L'extraction de deux racines cariées fait disparaître les douleurs. Les urines contiennent une grande quantité d'albumine, sans que rien puisse expliquer cette recrudescence.

3 août. Les urines contiennent toujours beaucoup d'albumine.

4 août. L'albumine a beaucoup diminué.

5 août. Les urines contiennent beaucoup d'albumine.

8 août. Traces d'albumine.

9 août. Les urines contiennent un peu plus d'albumine qu'hier.

13 septembre. Le malade sort en bon état; mais les urines présentent encore, comme elles l'ont toujours fait depuis le dernier examen noté, un léger disque albumineux. Il se porte très bien aujourd'hui (9 novembre 1884).

RÉFLEXIONS, par M. Humbert MOLLIÈRE. — Avant de chercher à expliquer l'action du médicament dans l'observation qu'on vient de lire, nous tenons à bien préciser le diagnostic de pneumonie fibrineuse double que nous avons porté. D'autant plus que s'il se fût agi d'une simple congestion ou d'un œdème pulmonaire passager, le résultat définitif que nous avons obtenu eût été loin d'avoir la même importance. Dans un travail encore récent et écrit dans un excellent esprit clinique, M. le Dr Hanot admet comme certain « qu'on a pris quelquefois pour une seconde pneumonie une congestion réflexe de l'autre poumon. Il est important de bien préciser, ajoute-t-il, pour se mettre à l'abri d'exagérations thérapeutiques (1) ». On sait en effet, depuis les travaux de Woillez (2), qu'il existe une forme de congestion pulmonaire très propre

(1) V. Hanot, *Traitement de la pneumonie aiguë.* Paris, 1880.
(2) Woillez, *Maladies aiguës des voies respiratoires,* Paris, 1872.

à en imposer pour une inflammation plus profonde des voies respiratoires. Cette congestion, le plus souvent unilatérale, peut tout aussi bien, quoique plus rarement, surgir des deux côtés à la fois, et l'on a presque les traits d'ensemble d'une véritable pneumonie double. Au reste, si dans cet état les malades ne succombent pas rapidement par asphyxie, la résolution se fait le plus souvent très promptement, voire même au bout de peu de jours, surtout lorsqu'une thérapeutique rationnelle a été appliquée.

Comme on a pu le voir plus haut, il n'en était pas ainsi dans notre observation. La succession même des divers symptômes, tels que point de côté initial, à la suite d'un coup de froid ; puis toux, crachats rouillés, râles crépitants et plus tard sous-crépitants, souffle tubaire et matité, rien n'a manqué dans le tableau classique de la pneumonie fibrineuse. Deux jours après, la constatation des symptômes sthétoscopique du côté opposé vient nous apprendre que le poumon gauche est atteint à son tour, ce qui est encore conforme au mode d'évolution classique de la maladie ; car il est assez rare que la pneumonie franche soit double d'emblée, et c'est le plus ordinairement au bout d'un ou deux jours, et même plus, que l'autre poumon est envahi. Il n'est pas jusqu'au tracé de température annexé à ce travail qui ne soit également démonstratif. On voit, en effet, après l'ascension initiale correspondant au premier frisson, la courbe thermique se maintenir pendant près d'une semaine à des chiffres très élevés pour aboutir ensuite à une brusque défervescence, avec retour presque complet à la température normale (1).

Ceci posé, cherchons à analyser les symptômes présentés par notre malade afin de nous rendre compte du mode d'action du médicament qui les a fait disparaître. Nous voyons d'abord chez un sujet débilité par une dysenterie aiguë, com-

---

(1) A notre avis, l'extrême abaissement de la courbe au moment de la cessation du cycle fébrile doit être attribué à la dilatation du rectum consécutive à la dysenterie elle-même. L'orifice anal demeuré béant laisse pénétrer l'air extérieur dans sa cavité, et le thermomètre qu'on y plonge ne révèle plus rigoureusement l'état de la température centrale.

pliquée de néphrite, survenir brusquement une pneumonie. Le développement de cette pneumonie à été singulièrement favorisé par l'altération du sang dépendant de ces deux causes réunies, bien qu'il y ait lieu d'attribuer à l'action du refroidissement le rôle prépondérant. Aussi, dès le début les accidents ont ils présenté une extrème gravité et notre pronostic a-t-il été des plus sévères. Mais voici qu'au bout de trois jours l'autre poumon est envahi dans une étendue plus grande encore, et aux dangers qui se rattachent à la phlegmasie elle-même et à l'altération du sang s'ajoute, d'instant en instant, celui d'une hématose absolument insuffisante. Le champ respiratoire s'est rétréci au point qu'à tout moment l'asphyxie semble imminente. La respiration s'est accélérée d'une manière insolite et le cœur semble lutter d'une façon désespérée contre un obstacle insurmontable. En même temps que ses contractions sont plus fortes et son impulsion plus énergique, le nombre des pulsations diminue parallèlement. C'est là, entre parenthèse, un fait pathologique très intéressant et tout à fait en accord avec la loi autrefois posée par Marey, et d'après laquelle le cœur bat d'autant plus fréquemment qu'il éprouve moins de peine à se contracter. (*Physiologie médicale de la circulation du sang*, Paris, 1863, page 206). Bien qu'il y ait lieu de tenir compte aussi de l'action du système nerveux sur la force, la forme et le nombre des battements de cœur, toujours est-il que, lors des changements brusques dans la tension et le débit de la masse sanguine, les seules lois de l'hydraulique jouent tout d'abord le rôle prédominant en attendant que les forces musculaires du cœur et des vaisseaux entrent en jeu à leur tour.

Toutefois, nous nous hâtons de le reconnaître, il est des cas où cette action semble s'exercer presque en même temps que se produit l'obstacle, et c'est, sans doute, à l'intégrité, voire même à l'hypertrophie des fibres musculaires du cœur qu'on doit l'attribuer. Chez un malade, observé par l'un de nous, atteint depuis longtemps d'insuffisance aortique avec hypertrophie cardiaque et qui succombait en quelques heures aux progrès d'un double épanchement dans les plèvres, le cœur se contracta pendant l'agonie avec une telle rapidité et une telle force qu'on en entendait le choc à une distance de plus d'un mètre. Réciproquement, si la contractilité se trouve être diminuée par une intoxication quelconque du sang, avec une augmentation de tension correspondra un ralentissement des contractions.

Ainsi, asphyxie et arrêt du cœur, tels étaient les symptômes les plus menaçants.

Du côté des autres appareils, le danger n'était pas moins imminent. Les reins continuaient à laisser passer l'albumine en si grande abondance que les urines se coagulaient en masse sous l'influence de la chaleur et des acides, en même temps que l'œdème envahissait de plus belle les membres inférieurs, le scrotum, et, progressivement, tout le reste du corps jusqu'aux téguments de la face. Il est évident que l'épuration rénale ne se faisait plus et à chaque instant on pouvait s'attendre à voir apparaître des phénomènes urémiques. Cette complication rénale a dans l'espèce une très grande importance au point de vue du pronostic qu'elle assombrit au plus haut degré. Ainsi, l'un de nous ayant vu succomber un malade atteint de pneumonie double, au moment de la défervescence, alors que tout faisait espérer une guérison prochaine, fut très surpris de trouver à l'autopsie, en même temps que les lésions pulmonaires ordinaires, une néphrite parenchymateuse double à laquelle on n'avait pas songé. Au reste, les auteurs classiques sont unanimes à insister sur la gravité de la pneumonie dans le cours des affections rénales, et par conséquent des néphrites consécutives aux maladies aiguës et aux fièvres éruptives.

Enfin, et pour comble de malheur, la dysenterie reparut à ce moment même sur la scène morbide, et l'anus, redevenu béant, laissait écouler continuellement des flots d'un liquide sanieux et infect. Dans cet instant critique, on peut dire, sans métaphore, que notre infortuné malade, assailli en tête, en queue et sur les flancs, n'avait plus qu'à succomber sous le nombre de ses ennemis.

C'est qu'en effet les agents de la thérapeutique les plus naturellement indiqués en pareille circonstance ne pouvaient plus être ici d'aucun secours. L'albuminurie et les œdèmes qui l'accompagnent ne contre-indiquaient-ils pas toute action révulsive sur la peau, à cause des phlegmasies gangréneuses qu'elles déterminent si fréquemment dans les tissus infiltrés? De plus, l'action de la cantharide sur le rein était, dans le cas présent, plus à craindre qu'en aucune autre circonstance, la moindre aggravation dans l'état de cet organe pouvant arrêter complètement la sécrétion des urines.

On ne pouvait non plus songer à enlever du sang à un individu chez lequel ce liquide avait subi de telles modifications depuis le début de la maladie qui l'amenait dans nos salles.

Quant aux médicaments internes anti-pyrétiques, expectorants et excitants, il n'y avait pas lieu de compter sur eux. Tous, sans exception, eurent pour premier résultat de ramener cette dysenterie que nous avions déjà tant de peine à faire disparaître, et qui, en réalité, avait été la cause première de tous les autres accidents.

Et pourtant nous ne pouvions nous résigner à ne rien faire, à voir succomber sous nos yeux un solide garçon de dix-huit ans, dont la robuste constitution luttait si énergiquement contre toutes ces causes de mort.

C'est alors que nous songeâmes à l'emploi de la pilocarpine, et, nous devons le dire, ce ne fut point empiriquement que nous en fîmes l'application. L'analogie et le raisonnement nous ont également guidé dans ce choix. Il nous revint alors à l'esprit le souvenir de plusieurs malades atteints d'accidents urémiques graves, qui, sous l'influence de ce puissant modificateur du sang, avaient évidemment échappé à une mort certaine. Nous avions surtout devant les yeux l'observation encore récente d'un malheureux vieillard atteint d'urémie à forme dyspnéique et délirante, qui, tous les jours à notre visite du matin, paraissait être sur le point de succomber : une injection d'un centigramme de pilocarpine amenait immédiatement la disparition presque absolue de tous les accidents qui reparaissaient dans la soirée pour céder encore sous l'influence d'une nouvelle injection.

Pendant près d'un mois, les glandes salivaires et sudoripares firent presque exclusivement l'office de la sécrétion rénale entravée, et permirent au malade d'éliminer la masse des principes toxiques accumulés dans son sang. Chez une jeune femme en pleine urémie à forme comateuse, et dont la lésion rénale était secondaire à une affection organique du cœur (insuffisance mitrale), l'emploi de la pilocarpine fit immédiatement cesser le coma, ce qui permit alors d'agir primitivement sur le cœur et de régulariser la circulation. Lorsqu'elle quitta le service, au bout d'environ deux mois, les urines ne contenaient plus qu'une très faible proportion d'albumine (1).

En analysant les symptômes présentés par ces deux malades, on voit immédiatement qu'ils ont une grande analogie avec ceux que nous avons observés chez le jeune homme dont on vient de rapporter l'histoire. Il est certain que, par suite de l'insuffisance du filtre rénal et de l'hématose pulmonaire, l'épuration du sang était absolument entravée, et que chez lui l'urémie et l'asphyxie étaient en quelque sorte combinées. Grâce aux sueurs profuses et à la salivation produites par la pilocarpine, cette épuration, nécessaire, indispensable pour la conservation de la vie, put s'effectuer jusqu'au moment où le poumon redevint assez perméable pour que l'hématose pût y contribuer aussi pour sa part dans une plus large mesure. En même temps, la dérivation produite sur toute l'étendue des téguments diminuait pour un moment la pression dans les gros vaisseaux et en même temps les résistances que le cœur avait à surmonter. De la sorte, on put encore gagner du temps, et il ne survint ni arrêt brusque ni dilatation jusqu'au moment où le champ de la circulation pulmonaire redevint libre.

Telle a été l'action du précieux alcaloïde, qu'après chaque injection l'amélioration survenait aussitôt et si rapidement

(1) Ces deux observations ont été recueillies dans tous leurs détails et avec le plus grand soin par nos internes, MM. Favre et Devic. H. M.

qu'on eût pensé assister à une expérience de physiologie. Il n'est donc pas possible de songer ici à une simple coïncidence, comme il est si souvent permis de le supposer à la suite d'un grand nombre de médications.

En résumé, nous pouvons dire que notre malade a dû pleinement sa guérison à l'emploi de la pilocarpine, administrée suivant des indications parfaitement rationnelles et dérivant d'une analyse rigoureuse des symptômes observés. Ainsi qu'on le voit d'après les détails de cette intéressante observation, si la pilocarpine n'est pas un de ces médicaments qui s'adressent directement à la cause même de la maladie (médicaments étiocratiques de Foussagrives), elle n'en constitue pas moins un agent très précieux pour lutter contre un certain nombre d'actes morbides qui, dans certaines maladies complexes, occupent parfois le premier rang relativement au pronostic (1).

---

(1) Depuis lors, nous avons encore fait usage de la pilocarpine et avec un succès complet chez une vieille femme atteinte de broncho-pneumonie grave avec dyspnée très intense.　　　　　　　H. M.

PNEUMONIE DOUBLE TRAITÉE PAR LA PILOCARPINE

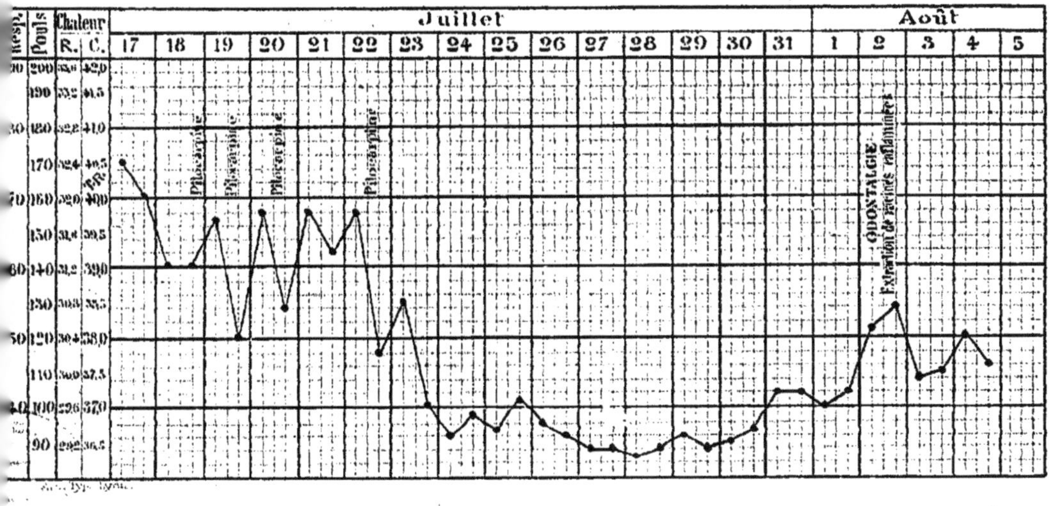

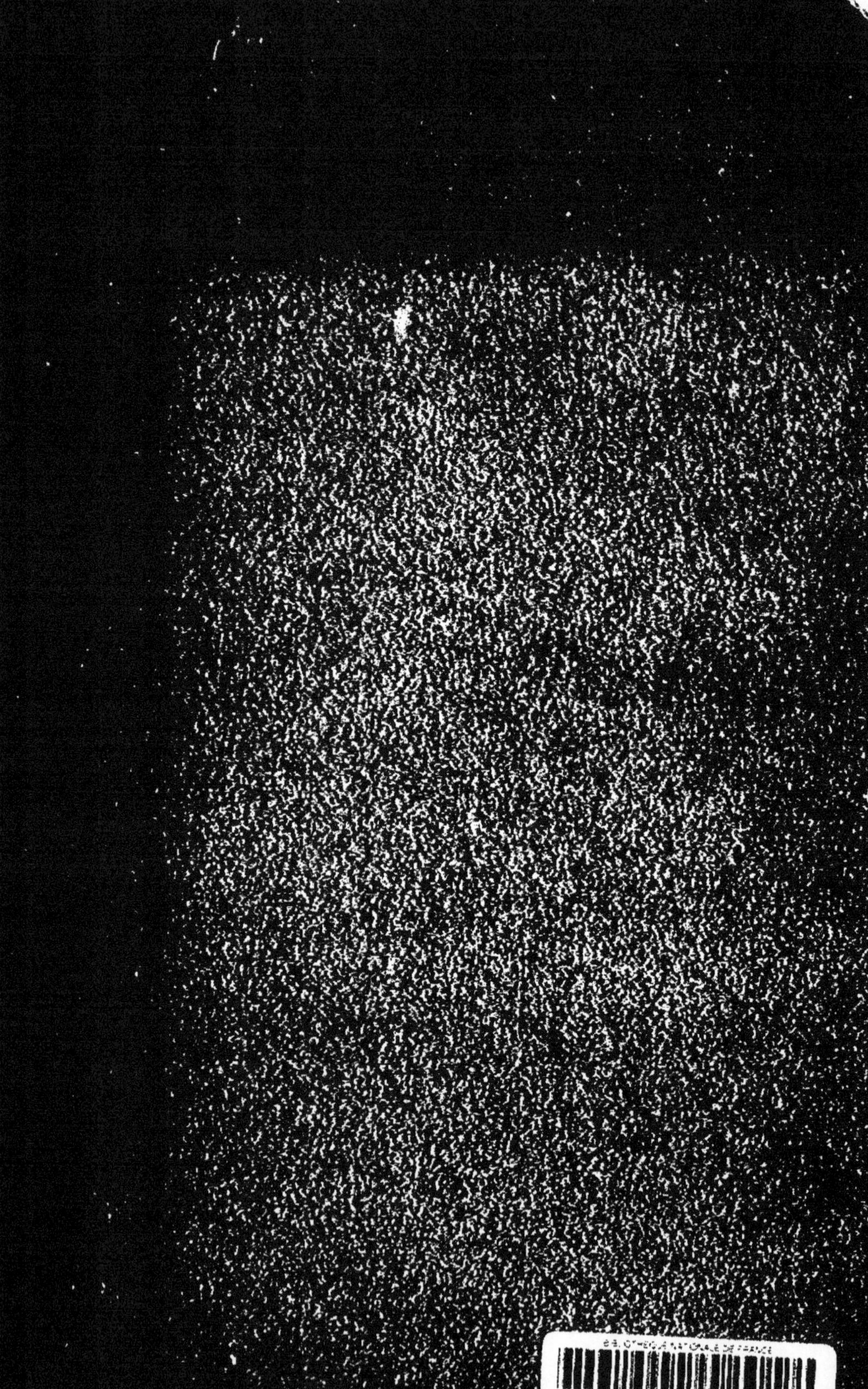

BIBLIOTHÈQUE NATIONALE DE FRANCE
3 7511 001767501